BEI GRIN MACHT SICH IHR WISSEN BEZAHLT

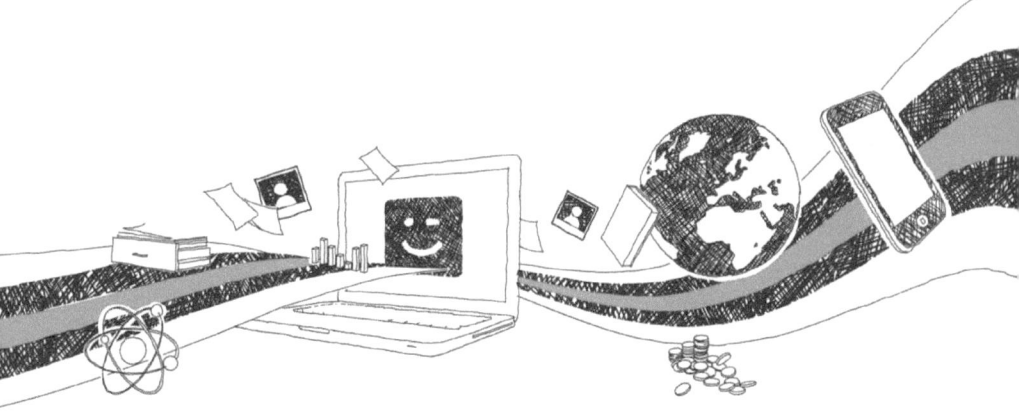

- Wir veröffentlichen Ihre Hausarbeit, Bachelor- und Masterarbeit
- Ihr eigenes eBook und Buch - weltweit in allen wichtigen Shops
- Verdienen Sie an jedem Verkauf

Jetzt bei www.GRIN.com hochladen und kostenlos publizieren

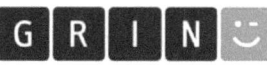

Bibliografische Information der Deutschen Nationalbibliothek:

Die Deutsche Bibliothek verzeichnet diese Publikation in der Deutschen Nationalbibliografie; detaillierte bibliografische Daten sind im Internet über http://dnb.d-nb.de/ abrufbar.

Dieses Werk sowie alle darin enthaltenen einzelnen Beiträge und Abbildungen sind urheberrechtlich geschützt. Jede Verwertung, die nicht ausdrücklich vom Urheberrechtsschutz zugelassen ist, bedarf der vorherigen Zustimmung des Verlages. Das gilt insbesondere für Vervielfältigungen, Bearbeitungen, Übersetzungen, Mikroverfilmungen, Auswertungen durch Datenbanken und für die Einspeicherung und Verarbeitung in elektronische Systeme. Alle Rechte, auch die des auszugsweisen Nachdrucks, der fotomechanischen Wiedergabe (einschließlich Mikrokopie) sowie der Auswertung durch Datenbanken oder ähnliche Einrichtungen, vorbehalten.

Impressum:

Copyright © 2019 GRIN Verlag
Druck und Bindung: Books on Demand GmbH, Norderstedt Germany
ISBN: 9783346237712

Dieses Buch bei GRIN:

https://www.grin.com/document/903519

Verena Fendl

Das Entstehen von Übertraining. Stresssyndrome im Sport

GRIN Verlag

GRIN - Your knowledge has value

Der GRIN Verlag publiziert seit 1998 wissenschaftliche Arbeiten von Studenten, Hochschullehrern und anderen Akademikern als eBook und gedrucktes Buch. Die Verlagswebsite www.grin.com ist die ideale Plattform zur Veröffentlichung von Hausarbeiten, Abschlussarbeiten, wissenschaftlichen Aufsätzen, Dissertationen und Fachbüchern.

Besuchen Sie uns im Internet:

http://www.grin.com/

http://www.facebook.com/grincom

http://www.twitter.com/grin_com

Zu Stresssyndromen im Sport: Übertraining

Modul: „Prävention und Regeneration"

Student/in: Verena Fendl
Studiengang: Sportwissenschaften, M.A.
Semester: 1. Fachsemester

Abgabe am: 29. August 2019

Inhalt

1. Einleitung 3
2. Problematik der uneinheitlichen Begriffsverwendung 4
   2.1 Ablauf des Funktionellen Overreachings 4
   2.2 Definition des Begriffs *Übertraining* und Formen des Übertrainings 5
3. Ätiologie: Entstehungsmechanismen des Übertrainings 6
4. Symptome von Übertraining 7
   4.1 Körperliche Symptome des Übertrainings 8
   4.2 Psychische Symptome des Übertrainings 9
5. Pathophysiologie des Übertrainings 9
6. Möglichkeiten der Früherkennung des Übertrainings anhand standardisierter Fragebögen 11
7. Prävalenz: Häufigkeit des Übertrainings innerhalb verschiedener Sportarten 12
8. Präventionsmöglichkeiten des Übertrainingssyndroms 13
9. Therapie des Übertrainingssyndroms 14
10. Problematik der Abgrenzung der Stresssyndrome *Übertraining im Sport* und *Burnout im Sport* 15
11. Darstellung der Problematik *Übertraining* bis *Burnout* anhand eines Fallbeispiels: Fußballspieler Sebastian Deisler 16
12. Ausblick 18
Literaturverzeichnis 20

1. Einleitung

Für viele Sportler[1] ist es ein Muss hart zu trainieren, um sich in ihrer Sportart laufend zu verbessern. Dieser Enthusiasmus kann jedoch dazu führen, dass der Sportler in den Zustand des Übertrainings gerät und damit Gefahr läuft, körperliche und psychische Schäden davonzutragen; denn die Regeneration ist im Trainingsprozess ebenso wichtig wie das Training selbst.

Das Phänomen *Übertraining* ist sowohl in den Sportwissenschaften, vor allem aber auch in der Sportmedizin mittlerweile keine unbekannte Problematik. So wird schon seit den 1950er Jahren in Fachkreisen zum Thema *Übertraining* publiziert (Hölzler, 2010). Im Profisport stellt das Übertraining eines der größten Ängste des Leistungssportlers dar, will doch jeder Sportler eine möglichst schnelle, ökonomische und optimale Leistungssteigerung erzielen.

Aufgrund des häufigen Auftretens der Übertrainingsproblematik wird der Zustand des Übertrainings von einigen Autoren sogar als normaler Bestandteil kontinuierlicher Leistungsentwicklung erachtet (Halsen & Jeukendrup, 2004).

In dieser Arbeit wird zunächst der Begriff *Übertraining* von dem Begriff *Overreaching* abgegrenzt und dann entsprechend erläutert, was unter diesen Termini zu verstehen ist. Die darauffolgenden Abschnitte beschäftigen sich mit den möglichen Entstehungsmechanismen des Übertrainings, dessen körperliche und psychische Symptome sowie dessen Pathophysiologie. Des Weiteren werden hinsichtlich der Früherkennung des Übertrainings zwei standardisierte Fragebögen vorgestellt. Im Anschluss daran werden die Prävalenz, die Präventionsmöglichkeiten und die möglichen Bestandteile der Therapie des Übertrainingssyndroms thematisiert. Im Übergang zur Darstellung der Problematik anhand eines prominenten Fallbeispiels beschäftigt sich die Arbeit mit den Abgrenzungsmöglichkeiten der Stresssyndrome *Übertraining im Sport* und *Burnout im Sport*. Der Abschluss der Arbeit bietet schließlich einen Ausblick in die Leistungssportreform als zukünftige Präventionsmöglichkeit des Übertrainings.

---

[1] Um den Lesefluss nicht zu stören, wird in dieser Arbeit auf die weiblichen Endungen verzichtet. Die Ausführungen beziehen sich jedoch stets auf beide Geschlechter.

2. Problematik der uneinheitlichen Begriffsverwendung

Hinsichtlich der Terminologie in der Fachliteratur bestehen zwei Probleme: Zum einen werden für dasselbe Phänomen uneinheitliche Begriffe verwendet. Das andere Problem betrifft die inhaltlich unterschiedliche Verwendung desselben Begriffs. So findet man in der englischsprachigen Literatur die Begriffe *(nonfunctional) overreaching, overtraining, staleness, chronic fatigue in athletes* sowie *burnout in sports* zur Beschreibung desselben Zustands (Vogel, 2001). Tendenziell scheinen sich jedoch die Begriffe *(functional) overreaching* und *overtraining,* zu deutsch *Übertraining* vermehrt durchzusetzen, weshalb in dieser Arbeit auch diese Termini gebraucht werden.

2.1 Ablauf des Funktionellen Overreachings

Die Anwendung des Prinzips der sogenannten *Belastung-Regeneration-Superkompensation* hat sich im Leistungssport etabliert. In diesem Sinne beruht sportliches Training auf dem Prinzip der Belastung des Körpers mit anschließender Regeneration. Gemeint ist damit Folgendes: im Leistungssport ist es hinsichtlich des Trainingsumfangs und der Trainingsintensität notwendig, hohe Reize zu setzen, um gewünschte Anpassungen zu induzieren. Diese hohen Belastungen bewirken nicht nur Trainingsadaptionen im Sinne der Superkompensation, sondern führen unvermeidlich auch zu einer vorrübergehenden Ermüdung des Organismus. Nur wenn die Anpassungen nachhaltiger sind als die Ermüdungserscheinungen, können langfristig positive Trainingsresultate erzielt werden. Eine einzelne intensive Trainingseinheit führt zu einer kurzfristigen Ermüdung, die jedoch schnell reversibel ist. Wiederholte intensive Trainingsbelastungen, wie sie etwa in der Wettkampfvorbereitung oder in Trainingslagern üblich und gewünscht sind, führen zu einer kontinuierlichen Zunahme der Ermüdung, die aber gewöhnlich in einem Zeitraum von wenigen Tagen bis Wochen bei verringerten Trainingsreizen rückläufig ist. Es muss folglich zu einer ausreichenden Regenerationsphase kommen, so dass es durch die erfolgten Trainingsanpassungen zu einer Steigerung der Leistungsfähigkeit kommt (aus der Fünten, Faude, Skorski & Meyer, 2013). Eine sinnvolle Periodisierung des Trainings berücksichtigt stets diesen für die vollständige Regeneration benötigten Zeitraum, beispielsweise in Form des Taperings im Kraftsport. Es gilt zu beachten, dass beim overreaching als essentieller Bestandteil des Trainings zur Leistungsverbesserung teilweise dieselben physiologischen Effekte wie beim Übertraining auftreten können. Diese sind beispielsweise entleerte Glykogenspeicher, Erhöhung des Ruhepulses, des Testosteron-Cortisol-Spiegels sowie eine Erhöhung der Kreatinkinasewerte.[2]

2.2 Definition des Begriffs *Übertraining* und Formen des Übertrainings

Budgett (1998b, S. 107) definiert das Übertraining wie folgt:

"The overtraining syndrome is a condition of fatigue and underperformance, often associated with frequent infections and depression which occurs following hard training and competition. The symptoms do not resolve despite two weeks of adequate rest, and there is no other identifiable medical cause."

Grundsätzlich gilt zu beachten, dass es sich bei der Diagnose *Übertrainingssyndrom* um eine Ausschlussdiagnose handelt. Ausschlussdiagnose meint, dass trotz Regeneration von ca. zwei Wochen ein anhaltender Leistungsabfall ohne nachweisbare organisch krankhafte Ursache besteht. Beispiele für organisch krankhafte Ursachen wären Infekte (virale Entzündungen, Zahnwurzelherd), Infekte, die evtl. sogar mit kardialer Beteiligung im Sinne einer Myokarditis einhergehen, eine Eisenmangelanämie oder endokrinologische Störungen wie beispielsweise Schilddrüsen- oder Nebennierenfehlfunktion. Das Übertrainingssyndrom ist daher durch einen Abfall der sportartspezifischen Leistungsfähigkeit charakterisiert. Dieser Leistungseinbruch geschieht trotz weitergeführtem oder sogar intensiviertem Training und geht mit teilweise ausgeprägten Befindlichkeitsstörungen einher (Urhausen & Kindermann, 2002). Ergänzend soll darauf hingewiesen werden, dass bei einem beginnenden Übertraining eine zuverlässige Diagnose nicht möglich ist (de Marées, 2003); denn die Erkennung des Zustandes basiert nicht auf einzelnen Symptomen, sondern setzt sich aus verschiedenen Parametern zusammen. Meist werden diese Parameter erst auffällig, wenn der Zustand des Übertrainings bereits eingetreten ist (Geiger, 1997). Aus diesem Grunde sollte sich der Sportler regelmäßigen

---

[2] Auf die Symptome und die Pathophysiologie des Übertrainings wird in den Punkten 4 und 5 der Arbeit eingegangen.

Belastungstests unterziehen um eine eingeschränkte Leistungsfähigkeit sichtbar zu machen (Urhausen, 1993).

In der Literatur wird häufig zwischen einer sympathikotonen bzw. basedowoiden und einer parasympathikotonen bzw. addisonoiden Form des Übertrainings unterschieden (Israel, 1958). Während erstere mit ausgeprägteren vegetativen Symptomen wie erhöhte Herzfrequenz, Schlafstörungen, emotionale Instabilität und organbezogene Beschwerden einher geht, weist letztere eine verstärkte phlegmatische bis depressive Komponente auf und ist wegen ihrer Symptomarmut schwerer zu erkennen. Häufig liegt allerdings eine Mischung beider Formen vor. Beiden Formen gemeinsam ist aber immer ein primär unerklärlicher Leistungsabfall mit schnellerer Ermüdbarkeit und verzögerter Regeneration im Training (Kindermann, 1986).

Die folgenden Abschnitte der Arbeit behandeln die Entstehungsmechanismen, die körperlichen und psychischen Symptome des Übertrainings sowie dessen Pathophysiologie. In diesem Zusammenhang ist anzumerken, dass es in der Literatur bezüglich der Entstehungsmechanismen, der Symptome sowie der Pathophysiologie des Übertrainings sehr unterschiedliche Einteilungen vorgenommen werden. Die fließenden Übergänge zwischen diesen drei Gebieten könnten eine Begründung hierfür darstellen. Die in dieser Arbeit vorgenommene Einteilung wurde nach persönlichem logischem Verständnis gewählt.

3. Ätiologie: Entstehungsmechanismen des Übertrainings

Die Entstehungsmechanismen des Übertrainings sind vielfältig und können in endogene bzw. exogene Faktoren unterteilt werden. Die häufigste Ursache ist die mangelnde Regeneration aufgrund sehr umfangreicher und/oder intensiver Trainingseinheiten. Die über einen längeren Zeitraum wiederholt absolvierten hohen Trainingsintensitäten finden insbesondere im anaerob-laktaziden oder hoch intensiven Ausdauerbereich statt. Aufgrund der hohen Intensität kann somit das High Intensity Interval Training (HIIT) auf Dauer zu Erschöpfungszuständen führen. Eine weitere häufige Ursache stellen hohe, innerhalb kurzer Zeit angestiegene Trainingsumfänge dar. Gerade auch bei einer Vielzahl von Wettkämpfen kommt eine ausreichende Regeneration oftmals zu kurz. Des Weiteren kann die sprunghafte Erhöhung des Trainingspensums, beispielsweise nach Infekten oder längeren Trainingspausen, zu einem Übertraining und dessen Folgen führen. Problematisch zu betrachten ist zudem eine Trainingsmonotonie, da ständige monotone Belastungen erschöpfungsanfälliger als hohe Reizspitzen mit konsequenter Erholung sind. Eine weitere Rolle spielen zusätzliche, bei der Trainings- und Wettkampfplanung unberücksichtigte Stressfaktoren, die oftmals von wesentlicher Bedeutung sind und außerhalb des Sportbereichs liegen. Hierzu gehören Prüfungssituationen, Beziehungsprobleme, ständige Engpässe im täglichen Zeitmanagement, häufige Reisen, unzureichende Höhenadaption oder Klimawechsel. Schließlich kann auch eine einseitige Ernährung mit ungenügender Nährstoffdichte die Ursache eines Übertrainings darstellen (Urhausen & Kindermann, 2002).

Bei all diesen Risiken gilt es zu beachten, dass die Gefahr eines Übertrainings immer von der Trainingserfahrung sowie der Genetik eines Athleten abhängt: Was für den einen Athleten bereits eine Überbelastung darstellt, ist für einen anderen Athleten noch im Rahmen der körperlichen und psychischen Leistungsfähigkeit.

In der Regel weiß der informierte Sportler um die Effekte der Überbelastung und entscheidet sich dennoch bewusst dagegen, dieses Wissen praktisch anzuwenden. Sei es, um bis zu einem bestimmten Zeitpunkt ein gewisses Pensum zu erreichen, um trotz Krankheiten im Training zu bleiben oder aufgrund des eigenen Körperbildes. Die Gründe rühren häufig aus einem übersteigerten Ehrgeiz oder einer ungenügenden Selbsteinschätzung.

Oben genannte Aspekte haben immer eine anhaltende oder sogar fortschreitende Müdigkeit und Leistungsminderung zur Folge. Hier passiert es nicht selten, dass der Athlet aus Angst dieses Problem ignoriert, so dass die Leistungsminderung oftmals anstelle zur nötigen Regeneration zu einem weiteren Anstieg des Trainingspensums führt.

4. Symptome von Übertraining

Ein Übertraining ist meist multifaktoriell bedingt und kommt in Veränderungen verschiedener organischer Teilsysteme zum Ausdruck. Es kann sich um kardiozirkulatorische, metabolische, hormonelle, immunologische Veränderungen oder Beeinträchtigungen des vegetativen Nervensystems handeln. Neben potentiellen Veränderungen organischer Teilsysteme kann es auch zu

Veränderungen in psychometrischen Parametern kommen. Diese sind oft erste Anzeichen einer beginnenden Überlastung (aus der Fünten, Faude, Skorski & Meyer, 2013). Was die Symptome des Übertrainings betrifft, gilt die Leistungsminderung stets als Leitsymptom. Dabei werden Müdigkeit, schwere Beine oder Anzeichen einer Depression häufig so lange übergangen, bis die Leistung dauerhaft gemindert ist.

4.1 Körperliche Symptome des Übertrainings

Einzelne Anzeichen für ein Übertraining werden oftmals deutlich sichtbar, sind aber für sich gesehen nicht aussagekräftig genug, um eine Diagnose zu stellen. Um ein Übertraining diagnostizieren zu können, müssen verschiedene körperliche Symptome in Kombination auftreten; denn jedes Symptom für sich gesehen kann auch lediglich als Resultat einer einzelnen hohen Belastung auftreten und muss noch nicht im Zusammenhang mit dem Syndrom des Übertrainings in Verbindung gebracht werden. Die Diagnose *Übertraining* sollte dabei nicht nur auf Basis mehrerer objektiver Parameter, sondern auch auf Grundlage der Erfahrung von Sportmedizinern, Trainer und Therapeuten beruhen, um zu entscheiden, ob und inwieweit Trainingsbelastungen zu reduzieren sind. Nach Van Dusseldorp und Kravitz (2012) sind folgende körperliche Symptome ein Anzeichen des Übertrainings:

- Anhaltende Müdigkeit (schwere Beine)
- Schlafstörungen (Einschlafprobleme, Alpträume, nächtliches Erwachen)
- Appetitverlust
- Gewichtsverlust
- Libidoverlust
- Veränderung/Störung des Menstruationszyklus bei Frauen
- Erhöhter Ruhe- und Belastungspuls
- (Übermäßig) starkes Schwitzen
- Häufig wiederkehrende (Atemwegs-)Infektionen
- Erhöhte Verletzungsanfälligkeit
- Starker, anhaltender Muskelkater
- Geschwollene Lymphknoten

4.2 Psychische Symptome des Übertrainings

Überfordert ein Athlet seinen Körper hat dies meist zur Folge, dass sich auch psychische Probleme einstellen, denn wie der Begriff der *Psychosomatik* bereits impliziert, besteht ein Wirkungskreislauf zwischen Psyche und Körper. Befindet sich ein Athlet im Übertraining, verliert er z. B. die Kontrolle über seine Ängste, oder kann mit Stress und Niederlagen nicht souverän umgehen. Auch kann der Sportler die für hohe Leistungen notwendige Motivation nicht mehr aufbringen. Nachstehend sollen die wesentlichen Symptome des Übertrainings aufgezeigt werden:

- Antriebslosigkeit, mangelnde Wettkampfambitionen
- Unruhe (häufig gleichzeitig zur Antriebslosigkeit)
- Ängste (hoher Erwartungsdruck mit Versagungsangst)
- Leichte Reizbarkeit
- Depressive Verstimmungen
- Schlechter Selbstwertscore

5. Pathophysiologie des Übertrainings

Bei der Beobachtung eines Athleten stellt sich die Frage, welche körperlichen Veränderungen als normale Adaptation an einen Trainingsreiz zu interpretieren sind, und welche Veränderungen eine fehlende Kompensation an die körperlichen Systeme darstellt. Der Zustand des Übertrainings äußert sich neben den physischen und psychischen Symptomen immer in patophysiologischen hormonellen Veränderungen sowie in einer Pathophysiologie des zentralen Nervensystems (Vogel, 2001). Lehmann et al. (1999) beschreiben die These, dass Veränderungen bestimmter pathophysiologischer Messgrößen eine eingeschränkte Leistungsfähigkeit erklären können und die Normalisierung dieser Parameter eine genügende Erholung anzeigen.

Ein Faktor der gestörten Regelkreise betrifft die hormonellen Veränderungen. Gerät ein Athlet in den Zustand des Übertrainings, so ist ein Anstieg der Stresshormone Adrenalin, Noradrenalin und Kortisol nachzuweisen. Chronischer Stress durch hartes Training und die damit veränderten Level von Botenstoffen führen dazu, dass wichtige Zentren in unserm Gehirn unempfindlicher auf akute Stressreaktionen reagieren, das heißt ein sensibles und hochentwickeltes System leidet in seiner Funktionalität. Des Weiteren ist ein niedriger Testosteronspiegel ein Marker für den Zustand des Übertrainings. Auch eine Dysbalance von Aminosäuren, die in der Literatur häufig als *BCAA-Hypothese* bezeichnet wird, kann ein Merkmal von Übertraining darstellen.[3] Dies ist folgendermaßen zu erklären: Bei Entleerung der Glykogenspeicher greift der Körper zur Resynthese von ATP vermehrt auf die Oxidation von BCAAs (Branched Chain Amino Acids) zurück. Nach Urhausen und Kindermann (2002) ist davon auszugehen, dass die beschriebenen hormonellen Veränderungen als selbstschützender Feedbackmechanismus dienen, um eine fortschreitende stressbedingte Erschöpfung zu vermeiden. Nach der sogenannten *Glykogenmangel-Hypothese* führt die sportliche Dauerbelastung zur Reduzierung des Glykogengehalts in Leber und Muskulatur. Bei unzureichender Glykogenzufuhr kann es zu einer chronischen Hypoglykämie kommen, die wiederum die Müdigkeit des Athleten begünstigt (Hölzler, 2010).

Das Übertraining wirkt sich meist auch auf das Zentrale Nervensystem aus. Hier kommt es zu einer Überlastung der motorischen Einheiten sowie der Nervenverbindungen, was zu einer zentralen Ermüdung führt. Diese zentrale Ermüdung äußert sich in einer fehlerhaften Enervierung der schnell zuckenden Muskelfasern (fast twitch muscle fibers) und konnte in Sprinttests nachgewiesen werden. Ein weiterer Pathomechanismus des Übertrainings stellt die Immunsuppression dar. Nach starker körperlicher Belastung, die mit hohen Spiegeln an Adrenalin und Noradrenalin sowie Kortisol einhergehen, kommt es zu einer typischen Immunsuppression, die im Stadium des Übertrainings langanhaltend ist. Damit einhergehend ist die hohe Anfälligkeit für Infekte. Mehrere Aspekte tragen vermutlich zu der Immunsuppression bei, wie die bereits

---

[3] Dies ist folgendermaßen zu erklären: Bei Entleerung der Glykogenspeicher greift der Körper zur Resynthese von ATP vermehrt auf die Oxidation von BCAAs (Branched Chain Amino Acids) zurück. Durch die steigende Konzentration an freien Fettsäuren steigt gleichzeitig die Konzentration des freien Tryptophan im Blut. Um die Blut-Hirn-Schranke überwinden zu können, benützen die BCAAs dieselbe Transportmatrix wie das Tryptophan. Werden aufgrund hypoglykämischer Zustände mehr BCAAs zur Energiegewinnung herangezogen und steigt die freie Tryptophankonzentration im Blut, kommt es zu einem Ungleichgewicht und somit zu einer gesteigerten Tryptophankonzentration im Gehirn. Tryptophan wird im Gehirn in den Neurotransmitter Serotonin umgewandelt, der eine Rolle für die Schlafinduzierung und damit für die Problematik der chronischen Müdigkeit spielt (Hölzler, 2010).

die beschriebenen erhöhten Kortisolspiegel sowie niedrige Glutaminspiegel. Glutamin ist eine Aminosäure, die für die schnelle Teilung von Abwehrzellen wie Lymphozyten verantwortlich ist (Budgett, 1998 a).

6. Möglichkeiten der Früherkennung des Übertrainings anhand standardisierter Fragebögen

Die Forschung zum Übertraining nimmt sich zum Ziel, Indikatoren zu finden, die bereits frühzeitig auf negative Entwicklungen hinsichtlich der sportlichen Leistung und einer evtl. fehlender Regeneration hinweisen. Wie bereits unter 4.1 erwähnt wurde, sind einzelne biochemische Parameter nicht ausreichend, um eine mögliche Überbeanspruchung zu diagnostizieren; daher werden subjektive Skalierungsverfahren als adäquates Mittel hinzugezogen, um die Beanspruchung des Athleten präziser messen zu können. Denn psychologische Indikatoren scheinen relativ stabil und sensitiv zu sein, um potentielle Anzeichen eines Übertrainingszustandes zu erkennen. Bei der Erfassung von Anzeichen des Übertrainingszustandes haben sich insbesondere das sog. *Profile of Mood States* (POMS) und der *Erholungs-Belastungs-Fragebogen* (EBF-Sport) für Sportler als besonders geeignet erwiesen (Kellmann, 2000). Nachstehend sollen die Verfahren beider Tests kurz erläutert werden.

Das von McNair, Lorr und Droppleman entwickelte POMS frägt die Selbstbeurteilung des aktuellen Stimmungszustandes während der letzten 24 Stunden ab. Der Fragebogen besteht aus 35 Adjektiven, die die nachfolgenden Stimmungsdimensionen abbilden: Niedergeschlagenheit, Müdigkeit, Tatendrang und Missmut. Die Einschätzung erfolgt anhand einer 7-stufigen Ratingskala (1 „überhaupt nicht" bis 7 „sehr stark"). Bei der Auswertung der Fragebögen hat sich herausgestellt, dass das Befinden der Athleten eng mit dem Trainingsumfang zusammenhängt; bei zunehmendem Umfang des Trainings verschlechtern sich die Werte und bei Abnahme der Trainingsbelastung verbessern sich die Werte deutlich. Das Verfahren wurde ursprünglich für den klinisch-psychologischen Kontext entwickelt, hat sich aber seit 1980 in der sportwissenschaftlichen Forschung zur Erfassung der Befindlichkeit bei Leistungssportlern bewährt und wird damit gezielt in der Übertrainingsforschung eingesetzt. Die Vorteile des

POMS liegen vor allem in der frühzeitigen Erkennung des Übertrainings, der relativ einfachen Datenerfassung und der hohen Reliabilität des Fragebogens. Der EBF-Sport von Kellmann und Kallus ist ein Verfahren zur Erfassung von befindungsorientierten Belastungs- und Erholungsaktivitäten. Der Fragebogen umfasst 76 Aussagen zu Aktivitäten oder Zuständen. Diese Aussagen setzen sich aus 7 allgemeinen Beanspruchungs- und 5 allgemeinen Erholungssubtests sowie 4 sportspezifischen Beanspruchungs- und 3 sportspezifischen Erholungssubtests zusammen. Die Aussagen sind auf einer siebenstufigen Ratingskala (0 „nie" bis 6 „immerzu") hinsichtlich der Häufigkeit ihres Auftretens in den letzten drei Tagen und Nächten einzuschätzen. Im Unterschied zum POMS, der nur das aktuelle Befinden erfasst, liefert der EBF-Sport zusätzlich Informationen über zu optimierende Aktivitäten und Verhaltensmodifikationen.

Abschließend sei noch darauf hingewiesen, dass die vorgestellten Tests besonders durch die Zusammenarbeit verschiedener Disziplinen hilfreich sind, da sie psychologische, medizinische und physiologische Daten enthalten und so eine bessere Betreuung der Sportler ermöglicht (Kellmann & Golenia, 2003).

7. Prävalenz: Häufigkeit des Übertrainings innerhalb verschiedener Sportarten

Im Rahmen dieser Seminararbeit wäre es von Interesse, Angaben zur Häufigkeit des Auftretens eines Übertrainingssyndroms zu dokumentieren. In der Fachliteratur finden sich jedoch zum einen nur sehr wenige Angaben zur Häufigkeit, zum anderen fehlen konkrete Ergebnisse zum Sportlevel und zum Vorkommen im Breitensport. Man kann auf keine geeigneten statistischen Erhebungen zurückgreifen, auch ist es schwierig, eine Dunkelziffer einzuschätzen. So halten Urhausen & Kindermann (2002, S.121) fest, dass „die Angaben zur Häufigkeit des Auftretens eines ÜTS [...] sehr unterschiedlich [sind]. Indizien von jährlich über 10 % der Sportler erscheinen jedoch nicht realistisch." Cook et. al. (2016) gehen beispielsweise davon aus, dass ein Übertraining sportartübergreifend bei etwa 30 % aller jungen Athleten vorkommt.

Vermutungen gehen dahin, dass vom Übertraining Sportler aus jeder Sportart betroffen sind (Spoferan.de, 2017). Des Weiteren geht man davon aus, dass ausdauerbetonte Sportarten vermutlich am gefährdetsten sind. Allerdings wird das

Übertraining auch in (Schnellkraft-)sportarten immer wieder erwähnt (Owayo Magazin.de, 2019). Während sich das Übertraining bei Ausdauersportarten in einer generalisierten Reaktion mit Einschluss der neurovegetativen Funktionen zeigt, äußert es sich bei den mehr Kraft-, Schnellkraft- und schnelligkeitsbetonten Sportarten zu Beginn in einer Häufung von Verletzungen und Überlastungsschäden und erst später mit psychoreaktiven Auffälligkeiten (Maibaum, Braun, Jagomast & Kucera, 2006).

Immer wieder wird in den Medien von bekannten Leistungssportlern berichtet, bei denen das Übertraining als Ursache starker Leistungseinbrüche, Unterbrechung oder sogar Beendigung der Karriere aufgetreten ist. Zum Ende der Arbeit werden zwei Fallbeispiele geschildert.

8. Präventionsmöglichkeiten des Übertrainingssyndroms

Jeder Sportler sollte auf die Zeichen, die ihm sein Körper vermittelt, reagieren und ihm die Regeneration gewähren, die er verlangt.

Um einem Übertraining präventiv vorzubeugen, sollten Belastungs- und Ruhephasen wechselnd miteinander verbunden werden. Das heißt, auf eine besonders intensive Trainingsphase folgt eine weniger intensive Phase mit reduzierten Trainingsumfang und/oder reduzierter Trainingsintensität. Ein Athlet im Leistungssport sollte nach dem Prinzip der Periodisierung vorgehen und sein Training sollte in die Abschnitte *Vorbereitungsperiode, Wettkampfperiode* und *Übergangsperiode* eingeteilt werden. Die Einteilung in diese drei Bereiche bewirkt meist eine effektive Steigerung der Leistungsfähigkeit ohne dem Körper ein Zuviel an Training zuzumuten.

Der Athlet sollte stets im Mittelpunkt stehen, und seine Individualität darf nicht unberücksichtigt bleiben. Der Trainingsplan muss die unterschiedlich hohen Toleranzschwellen hinsichtlich des Leistungsvermögens der jeweiligen Sportler beachten; was für den einen Athleten eine Überforderung darstellt, bringt den anderen noch nicht an seine Leistungsgrenzen. Hierbei spielt auch die zu absolvierende Anzahl von

Wettkämpfen eine Rolle. Gerade in der Wettkampfphase zeigt sich oftmals, wie resilient der Körper eines Sportlers reagiert.

Des Weiteren muss die aktuelle Alltagssituation des Sportlers gesehen werden. Belastende bzw. stressbehaftete Situationen, wie beispielsweise bevorstehende Prüfungen, große berufliche Herausforderungen oder zwischenmenschliche Probleme beeinträchtigen in der Regel die Leistungsfähigkeit und begünstigen das Abtriften in das Übertraining. In solchen Situationen ist immer angeraten, das Trainingspensum zu reduzieren.

Neben dem Abwägen des richtigen Trainingspensums dient auch der Einsatz von Regenerationsmaßnahmen zur Prävention des Übertrainings. Bei diesen Maßnahmen handelt es sich beispielsweise um eine sportgerechte Ernährung wie die rasche Auffüllung der Kohlenhydratspeicher, eine ausreichende Proteinversorgung des Körpers sowie eine adäquate Rehydrierung. Ein weiterer wichtiger Faktor der Prävention besteht in einem ausreichenden, qualitativ guten Schlaf. Schließlich tragen auch regenerative Maßnahmen wie der Einsatz von Kaltwasserbädern oder Massagen zu einem präventiven Umgang mit dem Körper bei.

Zusammenfassend stellen also eine vorausschauende Periodisierung mit ausreichenden Regenerationsphasen zwischen den notwendigen, intensiven Trainingsreizen sowie der Einsatz regenerationsfördernder Maßnahmen geeignete präventive Möglichkeiten dar (aus der Fünten et al., 2013).

9. Therapie des Übertrainingssyndroms

Wie bei den Präventionsmöglichkeiten des Übertrainingssyndroms ist es auch bei dessen Behandlung grundsätzlich sehr wichtig, auf die Individualität des einzelnen Athleten einzugehen. So existiert keine allgemeine Verfahrensweise, die jedem Sportler bei der Therapie des Übertrainings gerecht würde; ebenso existieren

keine Medikamente oder Nahrungsergänzungsmittel, die bei der Therapie des Übertrainings eingesetzt werden könnten.
Die einzig wirksame Therapie ist die Ausschaltung der Ursachen. Das heißt, dass eine deutliche Reduktion der Trainingsintensität und des Trainingsumfangs erflogen muss. In schwereren Fällen kann es sogar notwendig sein, eine Wettkampf- und Trainingspause einzulegen. Zu Beginn der Behandlung sind lediglich regenerative bis kürzere extensive Trainingseinheiten im Bereich der aeroben Schwelle zuzulassen. Erst nach Wiederherstellung einer stabilen Belastbarkeit sind intensivere Trainingsformen nach der Dauermethode und schließlich auch solche mit vermehrter anaerob-laktazider Energiebereitstellung wie beispielsweise intensive Intervalle erlaubt. Um eine bisher vorhandene Trainingsmonotonie zu durchbrechen, ist ein zwischenzeitlicher Wechsel zu anderen, konditionell nicht belastenden Sportarten ohne leistungssportliche Ziele sinnvoll. Die Dauer der Phase bis zur vollständigen Wiederherstellung kann im Einzelfall mehrere Monate bis sogar Jahre betragen (Urhausen & Kindermann, 2002).

10. Problematik der Abgrenzung der Stresssyndrome *Übertraining im Sport* und *Burnout im Sport*

Beschäftigt man sich mit der Thematik *Übertraining im Sport*, so fällt in diesem Zusammenhang immer wieder der Begriff *Burnout im Sport*, und häufig wird bei der Verwendung der beiden Begriffe nicht unterschieden. Aus diesem Grunde wurde nach möglichen Abgrenzungen der beiden Begriffe recherchiert. Die Abgrenzung des Burnouts von dem Konzept des Übertrainings erscheint problematisch (Ziemainz, Abu-Omar, Raedeke & Krause, 2004). In der Literatur findet man in der Hauptsache drei unterschiedliche Herangehensweisen an den Begriff *Burnout im Sport*: Nach Budgett (1998 a) werden die Begriffe *overtraining syndrome, burnout, staleness* und *chronic fatigue in athletes* als Synonyme verwendet. Wieder andere Autoren sehen das Burnout als Endergebnis, das heißt, als schlimmsten Zustand des Übertrainings, an. Dieser Auffassung widersprechen Main & Landers (2012), die vor allem hinsichtlich ihrer Ätiologie eine klare Unterscheidung in zwei unterschiedliche Trainingsstresssyndrome treffen.

Für die Schwierigkeit der Abgrenzung spricht die Überschneidung beider Syndrome hinsichtlich ihrer physiologischen und psychologischen Symptome wie eine erhöhte Ruhe- und Belastungsherzfrequenz, Infektanfälligkeit, erniedrigtes Körpergewicht, erniedrigtes Muskelglykogen sowie psychische und emotionale Erschöpfung. Auch erfasst der speziell für die Burnout-Forschung im Sport entwickelte *Athlete Burnout Questionnaire* ähnliche Items wie die bereits vorgestellten Fragebögen *POMS* und *EBF-Sport*. Beispiele hierfür sind Fragen nach der sportlichen Motivation, Ängsten oder Angst vor Wettkämpfen.

Was jedoch für eine Abgrenzung beider Syndrome spricht, ist die Tatsache, dass zwei zentrale Dimensionen des Burnouts im Sport, nämlich *vermindertes Leistungsstreben* sowie *Zweifel an der Bedeutung des Sports* für das Übertrainingssyndrom unzutreffend sind.

11. Darstellung der Problematik *Übertraining* bis *Burnout* anhand eines Fallbeispiels: Fußballspieler Sebastian Deisler

Nachdem die Problematik des Übertrainings in dieser Arbeit theoretisch aufbereitet wurde, soll nun anhand der Karriere des Profifußballers Sebastian Deisler aufgezeigt werden, wie sich eine physische und psychische Überforderung im Leistungssport auswirken kann und das Leben des Athleten beeinflusst.

In diesem Zusammenhang soll noch angemerkt werden, dass der Begriff *Burnout* immer wieder bei Leistungseinbrüchen von Spitzensportlern genannt wird, aber bei genauer Recherche fehlen oftmals die in der Sportwissenschaft erarbeiteten typischen Anzeichen. Wenn ein Athlet in den Zustand des Leistungseinbruchs gerät, aber ohne Trainingspause und ohne ärztliche Hilfe wieder erfolgreich in Training und Wettkampf zurückkehren kann, so ist die Diagnose *Übertraining* bis hin zum *Burnout* nicht zutreffend. Auch andere Krankheitsbilder wie beispielsweise Magersucht dürfen nicht mit der Diagnose *Übertraining* vermischt werden.

Der ehemalige Fußballprofi Sebastian Geisler beendete seine Karriere 2007 im Alter von 27 Jahren wegen eines Burnouts. In einem Interview sagte er: „Ich habe Krieg geführt gegen mich. Am Ende war ich leer, ich war alt, ich war müde. Ich war verbittert, auch über mich. Ich bin so weit gelaufen, wie mich meine Beine getragen haben, mehr ging nicht" (11Freunde. Magazin für Fußballkultur.de, 2012). Professioneller Fußball bedeutet absolute körperliche Fitness und damit einhergehend Verzicht und ein hohes Maß an Disziplin. Durch die ständige Konfrontation mit der Konkurrenz wird ein permanenter Leistungsdruck aufgebaut. Oft geht es um viel Geld und Ruhm. Es bedarf einer großen Stressresistenz, sich den körperlichen und psychischen Belastungen immer wieder aufs Neue zu stellen. Private Probleme, monatelange Trennung von der Familie, schwere Verletzungen und Existenzängste können Auslöser hierfür sein und nicht viele Leistungssportler sind dem gewachsen. Zudem wird der Erfolg oder Misserfolg des Fußballers bei jedem Spiel von der Öffentlichkeit bewertet; bleibt der Erfolg aus, muss sich der Spieler einer gnadenlosen Kritik stellen.

Als Sebastian Deisler die Fußballbühne betrat, stand er von Anbeginn im Rampenlicht. Zu dieser Zeit nahm der deutsche Fußball keine Führungsrolle ein und umso mehr legte die Öffentlichkeit Aufmerksamkeit und Hoffnung auf diesen jungen Spieler. Er überzeugte mit Spielwitz, Kreativität und Technik; diese Stärken vermisste man damals im deutschen Fußball, und so wurde er über Nacht zum Liebling der Fußball-Nation. Sebastian Deisler durchlief sehr erfolgreich alle Jugendmannschaften des DFB. Sein erstes Spiel in der A-Nationalmannschaft bestritt er am 23.02.2000, sein letztes Spiel in der DFB-Elf absolvierte er am 1.03.2006. Die beiden Weltmeisterschaften, die 2002 in Asien und 2006 im eigenen Land stattfanden, musste er verletzungsbedingt absagen.

Auffallend in der Karriere von Sebastian Deisler sind viele schwerere Verletzungen. Dies muss sicherlich mit einem durch Übertraining bedingten körperlichen Erschöpfungszustand in Verbindung gebracht werden. In den Jahren 1998 bis 2002 musste sich Deisler siebenmal einer Operation an Knie und Leiste unterziehen (fussball-frueher.de, 2018). Doch jedes Mal nahm er die Mühe auf sich und kämpfte sich zurück ins aktive Fußball-Geschehen. Im Mai 2002 erleidet er in einem bedeutungslosen Testspiel eine Knorpelverletzung im rechten Knie. Im März 2006 passierte ihm im Rahmen eines harten Trainings eine Knorpelabsprengung, was für ihn letztendlich auch das WM-Aus bedeutete (11Freunde. Magazin für Fußballkultur.de, 2018). Nach seinem Comeback im November 2006 zieht sich Deisler einen Muskelfaserriss zu. Neben den körperlichen Verletzungen traten auch psychische Probleme auf; beides in Kombination war auf Dauer zu viel. Der Fußball hat seine speziellen Rahmenbedingungen. Die Profifußballer bewegen im Fokus der Öffentlichkeit, sie wollen auf dem Spielfeld gesehen werden und so ist es nicht üblich, sich nach einem Erschöpfungszustand eine längere Auszeit zu nehmen. Mittlerweile ist es still geworden um Sebastian Deisler. Die Beziehung zu seiner brasilianischen Lebensgefährtin, aus der 2004 ein gemeinsamer Sohn hervorging, zerbrach. Nach Beendigung seiner Fußballkarriere strebte er eine Tätigkeit als Physiotherapeut an. Er lebt zurückgezogen in Freiburg.

In diesem Fallbeispiel wird das Wort *Burnout* in der Presse so verhandelt, dass ein Sportler ohne Rücksicht auf die Grenzen seines körperlich und seelisch Zulässigen etwas Großes geleistet hat (tagesspiegel.de, 2016).

12. Ausblick

Beobachtet man die Lebensläufe von Leistungssportlern, muss man immer wieder feststellen, dass sich der moderne Hochleistungssport immer noch in einer kritischen Entwicklungsphase befindet. Beim Streben nach Rekord und Höchstleistung wird in der Regel nur der Erfolg ins Zentrum der Aufmerksamkeit gerückt. Trotz Kommerzialisierung, Politisierung und Medialisierung des Spitzensports sollten die Fairness und die Achtung der Person des Athleten im Mittelpunkt stehen. Die stetig gestiegenen Leistungsanforderungen verlangen dem Athleten heute ein höheres Maß sowohl an zeitlichem Aufwand als auch an körperlicher Belastung ab. Ein immer dichteres Wettkampfprogramm sowie ein immer umfangreicheres, häufig mehrmaliges tägliches Training – und dies bereits im Kindes- und Jugendalter – bringen den Sportler immer näher an die Grenzen seiner biologischen Belastbarkeit. Sich häufende, schwerwiegende und nicht selten ungenügend ausgeheilte Verletzungen belegen diese Entwicklung. Ferner sind die psychischen und sozialen Belastungen, denen Spitzensportler heute ausgesetzt sind, rapide angestiegen. Um erfolgreich zu sein, wird dem Sportler abverlangt, über Jahre hinweg ihre gesamte Lebensplanung dem sportlichen Ziel unterzuordnen. Während in den 60er Jahren mit Talent und einem drei- bis viermaligem Training in der Woche der Anschluss an das internationale Leistungsniveau in relativ kurzer Zeit hergestellt werden, ist heute eine jahrelange Höchstanstrengung der Athleten erforderlich, um vielleicht in ferner Zukunft das gesteckte Ziel eines Olympiasieges oder eines Weltmeisterschaftstitels zu erreichen (Hägele, 1997).

Um dieser Problematik entgegenzuwirken, wurde in 2016 die Leistungssportreform beschlossen, ein Konzept zur Neustrukturierung des deutschen Leistungssports und der Spitzensportförderung. Es wurde unter Mitwirkung zahlreicher Experten, darunter auch frühere Athletinnen und Athleten, gemeinsam vom Bundesministerium des Inneren und dem Deutschen Olympischen Sportbund entwickelt. Bei allen Maßnahmen stehen die in diesem gesamtheitlichen System optimal geförderten Athleten im Fokus; denn gerade ein Land wie Deutschland wird in seiner internationalen Wahrnehmung über seine Eliten – unter anderem aus dem Sport – stark geprägt. Die Leistungsportreform wurde konzipiert, um die Athleten in allen auf den Sport bezogenen, aber auch in Lebensbereichen außerhalb der sportlichen Karriere zu unterstützen. Beispielsweise wird die sportmedizinische und psychologische Betreuung durch die Trainer verbessert, insbesondere auch dadurch, dass die vertraglichen Rahmenbedingungen der Trainer aufgewertet werden. Des Weiteren wird die berufliche Zukunft des Sportlers abgesichert, indem die Vereinbarung von Schule, Studium, Beruf und Spitzensport gefördert wird (dosb.de, 2017). So existieren in Deutschland mittlerweile zahlreiche, hinsichtlich des Leistungssports zertifizierte Universitäten und Hochschulen, die die Unterstützung des Athleten in vielen Bereichen in ihr Programm aufgenommen haben. Als letztes Beispiel soll die Verbesserung der Infrastruktur aufgeführt werden, dabei hat der Standort Berlin hinsichtlich des Verbundsystems eine Vorbildfunktion. Diese geschilderten Aspekte der Leistungssportreform sollen präventiv dazu beitragen, dass der Athlet in der Zukunft eher davor bewahrt werden kann, an physischen und psychischen Überbelastungen im Sinne eines Übertrainings bis zum Burnout zu erkranken.

Literaturverzeichnis

aus der Fünten, K., Faude, O., Skorski, S. & Meyer, T. (2013). Sportmedizin. In A. Güllich & M. Krüger (Hrsg.), Sport. Das Lehrbuch für das Sportstudium (S. 171-210). Berlin, Heidelberg: Springer Spekktrum.

Budgett, R. (1998 a). Fatigue and underperformance in athletes: the overtraining syndrome. *British Journal of Sports Medicine, 32,* 107-110.

Budgett, R. (1998b). Overtraining Syndrome. *British Journal of Sports Medicine,* 24 (4), 231-236.

Cook, C.J., Kilduff, L.P. & Jones, M.R. (2016). Die effective Erholung im Hochleistungssport. In D. Joyce & D. Lewindon (Hrsg.), Athletiktraining für sportliche Höchstleistung (S.357-370). München: Riva.

de Marées, H. (2003). *Sportphysiologie.* Köln: Sportverlag Strauß.

Der Tagesspiegel.de (2016). Depressionen und „Burnout" im Fußball. Verletzt an der Seele. Zugriff am 24. August 2019 unter https://www.tagesspiegel.de/sport/depressionen-und-burnout-im-fussball-verletzt-an-der-seele/4657140.html

dosb.de (2017). Leistungssportreform. Zugriff am 28. August 2019 unter https://www.dosb.de/leistungssport/leistungssportreform/

11Freunde. Magazin für Fußballkultur.de (2012).Zugriff am 25. August 2019 unter https://www.11freunde.de/artikel/heute-vor-elf-jahren-trat-sebastian-deisler-zurueck

11Freunde. Magazin für Fußballkultur.de (2018). „Was hätte ich dafür gegeben, mit ihnen zu tauschen". Zugriff am 24. August 2019 unter https://www.11freunde.de/artikel/heute-vor-elf-jahren-trat-sebastian-deisler-zurueck/page/4

fussball-frueher.de (2018). Was macht eigentlich Sebastian Deisler heute? Zugriff am 24. August 2019 unter https://fussball-frueher.de/was-macht-eigentlich/sebastian-deisler/

Geiger, L. (1997). *Überlastungsschäden im Sport.* München: BLV.

Hägele, W. (1997). Hochleistungssport: Trends, Probleme, Lösungsversuche. *Leistungssport 27,* (1), 58-62.

Halsen, S. & Jeukendrup, A. (2004). Does Overtraining Exist? An analysis of overreaching and overtraining research. *Sports medicine, 34* (14), 967-981.

Hölzler, H. (2010). *Übertraining im Sport. Möglichkeiten der Diagnostik von Overreaching und Overtraining.* Saarbrücken: VDM Verlag Dr. Müller.

Israel, S. (1958): Die Erscheinungsformen des Übertrainings. *Sportmed, 9,* 207-209.

Kellmann, M. (2000). Psychologische Methoden der Erholungs-Beanspruchungs-Diagnostik. *Deutsche Zeitschrift für Sportmedizin, 51* (7+8), 253-258.

Kellmann, M. & Golenia, M. (2003). Skalen zur Erfassung der aktuellen Befindlichkeit im Sport. *Deutsche Zeitschrift für Sportmedizin, 54,* (11), 329-330.

Kindermann, W. (1986). Das Übertraining – Ausdruck einer vegetativen Fehlsteuerung. *Deutsche Zeitschrift für Sportmedizin, 37,* 238-245.

Lehmann, M., Gastmann, U., Baur, S., Liu, Y., Lormes, W., Opitz-Gress, A., Reissnecker, S., Simsch, C. & Steinacker, J. (1999). Selected parameters and mechanisms of peripheral and central fatigue and regeneration in overtrained athletes. In M. Lehmann et al. (Hrsg.), Overload, Performance incompetence, and regeneration in Sport (S. 7-25). New York: Kluwer academic / Plenum Publishers.

Maibaum, S., Braun, M., Jagomast, B. & Kucera, K. (2006). *Therapielexikon der Sportmedizin. Behandlung von Verletzungen des Bewegungsapparates* (2. Aufl.). Heidelberg: Springer.

Main, L. C. & Landers, G. J. (2012). Overtraining or Burnout: A Training and Psycho-Behavioural Case Study. *International Journal of Sports Science & Coaching, 7,* (1), 23-31.

Owayo Magazin.de (2019). Übertraining. Ursachen, Methoden & Behandlung. Zugriff am 19. August 2019 unter https://www.owayo.de/de/magazin/uebertraining-bedeutung-ursachen-und-behandlung.htm

Spoferan.de (2017). Bin ich im Übertraining? Zugriff am 19. August 2019 unter https://blog.spoferan.com/bin-ich-im-uebertraining

Urhausen, A. (1993). *Übertraining – nicht immer ein Über an Training.* Köln: Karl Hofmann.

Urhausen, A. & Kindermann, W. (2002). Übertraining. *Deutsche Zeitschrift für Sportmedizin, 53* (4), 121-122.

Van Dusseldorp, T. A. & Kravitz, L. (2015). Heart Rate Variability & Overtraining. *IDEA Fitness Journal 54,* 54-61.

Vogel, R. (2001). „Übertraining": Begriffsklärungen, ätiologische Hypothesen, aktuelle Trends und methodische Limiten. *Schweizerische Zeitschrift für „Sportmedizin und Sporttraumatologie", 49* (4), 154-162.

Ziemainz, H., Abu-Omar, K., Raedeke, T. & Krause, K. (2004). Burnout im Sport. Zur Prävalenz von Burnout aus bedingungsbezogener Perspektive. *Leistungssport, 6,* 12-18.

BEI GRIN MACHT SICH IHR WISSEN BEZAHLT

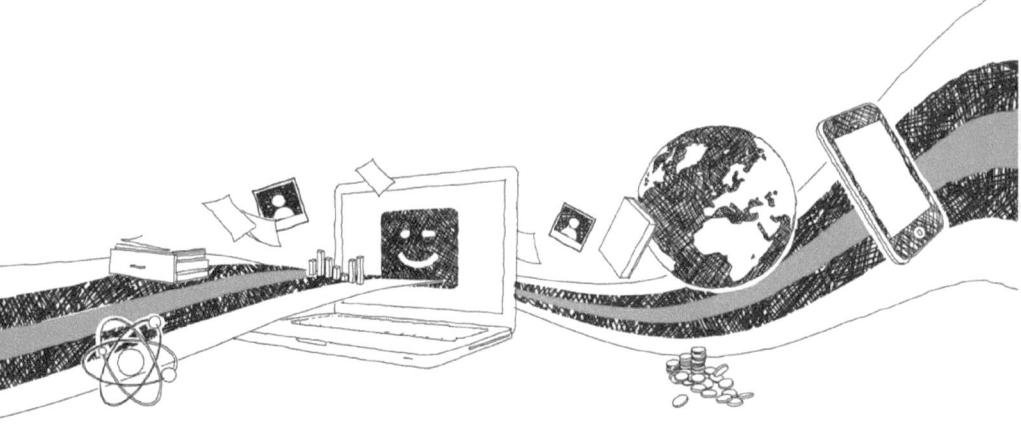

- Wir veröffentlichen Ihre Hausarbeit, Bachelor- und Masterarbeit

- Ihr eigenes eBook und Buch - weltweit in allen wichtigen Shops

- Verdienen Sie an jedem Verkauf

Jetzt bei www.GRIN.com hochladen und kostenlos publizieren

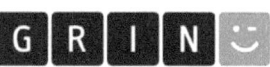